CURIOSITÉS MÉDICALES

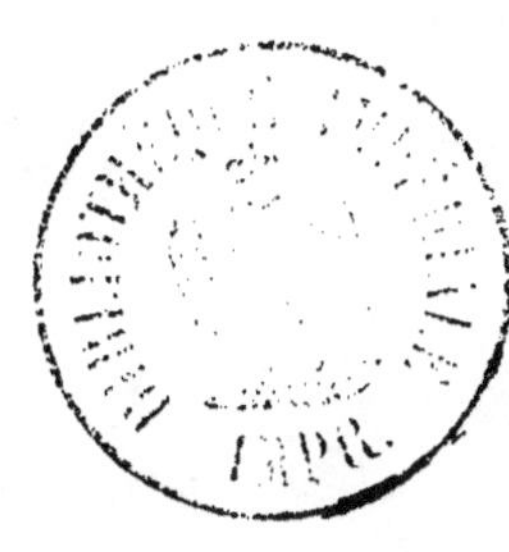

PAR

LE DOCTEUR BONNEMAISON.

Extrait de la Revue médicale de Toulouse.

DE L'ORIGINE

DE LA SYPHILIS ET DES PERRUQUES;

DES STATUTS DE LA REINE JEANNE

ET D'UNE PRÉTENDUE MYSTIFICATION FAITE A ASTRUC.

Thierry de Hery, auteur de la *Méthode curatoire pour la maladie vénérienne* (1), avait amassé une belle fortune en traitant la syphilis par les frictions mercurielles. Un jour notre illustre guérisseur va prier dans l'église Saint-Denis ; un moine de l'abbaye qui le trouve à genoux devant le buste en marbre de Charles VIII, lui dit finement : « — Monsieur mon ami, vous faillez ; ce n'est pas l'image d'un saint que celle devant laquelle vous priez. — Je le sais bien, reprend maître Hery ; je ne suis pas si bête que vous, je connais que c'est la représentation du roi Charles VIII, pour l'âme duquel je prie, parce qu'il a apporté la vérole en France, ce qui m'a fait gagner six ou sept mille livres de rente. »

---

(1) Thierry de Hery, Méthode curatoire... Paris, 1569, in-8°.

Tout en apprenant que le traitement de la syphilis était déjà une heureuse spécialité, cette plaisante anecdote prouve que Thierry ne croyait pas à l'antiquité du mal. De son temps, en effet, presque tous les médecins soutenaient l'origine américaine. Léonard Schmauss et Ulric de Hutten, avaient écrit que cette opinion était acceptée de tout le monde au commencement du XVIe siècle (vers 1519). Plus tard, Astruc (1) mit tout son talent et son immense érudition à défendre cette idée; il donna la liste d'un nombre considérable d'auteurs qui avaient décrit la première épidémie de syphilis observée en Europe, l'an 1495.

Cette opinion devient classique et se transmet jusqu'à nous. De savants auteurs la reproduisent encore aujourd'hui. Fodéré (2) qui l'admettait sans restrictions, disait en 1824, comme en 1835 le dira aussi Ozanam (dans son *Histoire des maladies épidémiques*, in-8°), que les affections vénériennes décrites par les anciens ne sont « que des accidents spontanés », sans importance, « et qui n'ont rien de commun avec la syphilis. » C'est ainsi que Fodéré considère « l'exanthème ulcéré des parties génitales » qui frappe un *grand nombre* de colons envoyés en Dacie (vers 106) par Trajan; c'est encore pour lui un accident spontané que cette maladie rapportée (en 310) de la ville de Sardique, par l'empereur Galère qui transmet le mal à la Cour qui le donne à la ville (Lactance). On le voit, Fodéré, comme bien d'autres qui l'ont précédé ou qui le suivront, ne veulent pas voir ce qui est évident; des *maladies vénériennes* qui tuent quelquefois et qui se répandent par contagion, ne sont pas de la syphilis. Qu'est-ce donc ?

A côté de cette opinion plus généralement admise, il en

---

(1) Astruc, *De Morbis venereis*, 2 vol. in-4°.

(2) Fodéré, Leçons sur les épidémies, 1824, in-8°, tom. 4, p. 439 et suiv.

surgit de nouvelles plus ou moins curieuses, défendues aussi avec talent. Sanchez (1), Forster *, G. Heuser *, Kurt Sprengel (2), soutiennent que la maladie a pris naissance en Europe. En 1680, Janson, dont l'opinion est adoptée plus tard par Sydenham et Boerrhave, écrit qu'elle est venue d'Amérique où des esclaves africains l'avaient portée. Klein (1795) *, Schaufus (1805) *, Ehrardt (1806) *, prétendent qu'elle est originaire des îles de la mer du Sud ou des Indes Orientales; Schaufus dit même qu'elle a été importée en Europe par les Bohémiens. Grüner (1793) (3), dans le *Spicilegium scriptorum de morbo gallico*, croit pouvoir attribuer l'origine du mal aux Maranes (Maures) qui la transportent en Espagne.

Jusqu'ici, comme on le voit, et sans insister davantage sur ce point, quel que soit le berceau qu'on lui donne, toujours est-il que les auteurs supposent à la syphilis une origine récente. D'un autre côté, nombre d'écrivains recommandables, tels que F. Léault (1717) *, Becket (1718) *, Platner (4), Baronio (1782) *, Hensler (1801) *, Pencrotti (1788) *, Rousseau (1808) *, Roberston (1814) *, Verner (1819) *, Schrank (1834) *, Devergie (1837) (5), Rosembaum (1840),

---

* Pour les auteurs marqués d'un astérisque, consulter la Bibliographie de Daremberg dans les Annales des maladies de la peau, par Cazenave et Chausit, t. II, p. 358.

(1) Sanchez, Dissertation sur l'origine de la maladie vénérienne, in-12, Leyde, 1777.

(2) K. Sprengel, Histoire de la médecine, traduit par Jourdan, Paris, 1820.

(3) Le *Spicilegium* de 1793 est un 3me supplément de Grümer à la collection de Luisinus (*De morbo gallico scriptores*); ce document cité par Rosembaum est inconnu à Daremberg. Voy. plutôt sur ce point : Gruner, *de morbo gallico scriptores et morbis gallici origines maranicæ*, *Iéna*, in-8°, 1793.

(4) *Platner opuscula medica Leipsic*, 1718, in-4°.

(5) Devergie, Recherches historiques et médicales sur l'origine de la syphilis, Paris, 1834, in-8°.

Mittmann (1844) *, Follin (1861) (1), etc., défendent l'antiquité de la vérole dont on retrouve des traces évidentes, chez les Juifs, les Egyptiens, les Grecs et les Romains.

Le moyen âge lui-même, ce long interrègne d'ignorance et de barbarie, vient nous apporter des preuves certaines que le mal est connu et soigné. Ladislas, roi de Naples, meurt, en 1414, des suites d'une infection des parties génitales produite par une femme malade elle-même. Dans une de ses poésies, Pacificus Maximus adresse à Priape une prière pour le guérir d'une maladie honteuse qui ulcère ses organes virils, sa bouche, son nez, et qui fait tomber ses cheveux. Ce fragment, que j'ai pu lire dans le journal général de médecine de 1759, t. XI, fait partie d'un recueil de poésies de Maximus, imprimé à Florence en 1489 (d'après Ozanam), réimprimé à Parme en 1691 (d'après Sanchez).

M. Daremberg a trouvé dans un manuscrit du IXe siècle un passage intéressant, qui lui inspire cette réflexion : « Dans les auteurs anciens, il est souvent question des affections de l'anus, qu'on peut à bon droit regarder comme virulentes ; mais je ne me souviens pas d'avoir trouvé nulle part une mention aussi manifeste de la correspondance des maladies de l'anus avec celles des organes génitaux (2). » Le savant Littré (3) rapporte, sur le même sujet, un curieux fragment emprunté à Richard l'anglais, dans le XIIIe siècle. Bien plus, Guill. de Salicet, Lanfranc de Milan, Arnauld de Villeneuve, B. Gordon, Guy de Chauliac, ne témoignent-ils pas dans leurs ouvrages de l'existence de la syphilis au moyen âge? Bernard Gordon, qui vivait à Montpellier vers 1285, n'a-

(1) Follin, Traité élément. de pathologie externe, in-8°, t. I, Paris, 1861.

(2) Annales des maladies de la peau, t. III, p. 276.

(3) Note sur la syphilis au XVIIme siècle, dans la Gazette médicale, 1846.

t-il pas écrit dans ses *Glossulæ Geraudi* (de Gérard de Crémone sans doute), cette phrase dont le sens ne saurait être douteux : « Virga patitur a coïtu cum mulieribus immundis de spermate corrupto vel ex humore venenoso in collo matricis (1) recepto ; nam *virga inficitur et aliquando alterat* totum corpus. »

De ce qui précède, il résulte que c'est à partir du XVIIIe siècle, et particulièrement de nos jours, que l'antiquité de la syphilis a été soutenue à l'aide de documents sérieux et irrécusables. Parmi les partisans de cette opinion, nous devons surtout nommer Rosambaum (2), qui a produit un travail trop prolixe peut-être, mais plein d'érudition, Cazenave, Devergie, Melchior Robert, Follin, etc.. Dans le mélange plus ou moins confus des documents pris à toutes les sources, il se trouve des faits curieux, des histoires intéressantes ; il s'y trouve aussi des narrations d'une crudité incroyable et des plaisanteries inexplicables si l'on ne tenait compte des mœurs et du naïf langage de l'époque. De nos jours même, on a fait un reproche au sérieux Rosembaum d'avoir reproduit sur le culte de Vénus, le lingam ou phallus, la pédérastie, etc., des choses monstrueuses tirées des Grecs et des Latins que Daremberg a renoncé à traduire « sans fausse pruderie, mais par le seul sentiment des convenances. »

Pour nous, qui sommes d'un avis semblable, nous conserverons la même réserve, car les détails qui précèdent nous paraissent établir suffisamment notre démonstration. Pour la compléter, nous allons dire en quelques mots pourquoi chez les Grecs et surtout chez les Romains on ne trouve pas

(1) Pour les anciens, le collum matricis veut dire vagin.

(2) Rosambaum, Histoire de la syphilis dans l'antiquité, traduit en français par le docteur J. Santlus, Bruxelles, 847, in-8°.

les documents médicaux qu'on serait en droit de réclamer. Nous nous appuierons ici sur l'autorité de Rosembaum et de Dufour (1). D'après ce dernier auteur, les médecins de l'antiquité « se refusaient au traitement des maux de l'une ou l'autre Vénus (*utraque Venus*), puisque ces maux avaient à leurs yeux, comme aux yeux de la foule, un air de malédiction divine, un sceau d'infamie. Il fallait donc que les victimes eussent recours aux empiriques, aux magiciens, aux charlatans subalternes. Il est impossible de comprendre autrement le silence des écrivains grecs et romains au sujet des maladies honteuses, autrefois plus hideuses et plus fréquentes qu'aujourd'hui. Ces maladies, les médecins proprement dits ne les soignaient pas, excepté en cachette, et ceux qui en étaient infectés, hommes et femmes, ne les avouaient jamais alors même qu'ils devaient en mourir. La lèpre, d'ailleurs, cette affection presque incurable qui se transformait à l'infini, et qui, à ses différents degrés, offrait les symptômes les plus multiples, la lèpre servait de prétexte à toutes les maladies vénériennes. » Au reste, avant l'année de la fondation 588, il n'y avait pas à Rome de véritables médecins ; il n'y avait que des guérisseurs, esclaves ou affranchis, juifs ou grecs Dans toutes les maisons riches, il existait des serviteurs qualifiés du titre de médecins, qui s'achetaient souvent plus ou moins cher, selon leur habileté. On comprend maintenant que leur discrétion pût être commandée par la crainte des châtiments corporels ou par le dévouement qu'ils avaient pour leur maître. Quant aux rares médecins libres ou affranchis, en supposant qu'il y en eût quelques-uns de capables, ils se gardaient bien d'entreprendre des cures difficiles, de peur, en cas d'insuccès, d'avoir à payer de fortes amen-

(1) Dufour, Histoire de la prostitution, in-8°, Paris, 1851, t. II, p. 114.

des. De là vient le mystère qui entourait les maladies vénériennes dans l'antiquité. C'eût été un déhonneur pour la divinité de Vénus, et les Romains ne voulaient même pas que le *morbus indecens* eût un nom dans les écrits de la médecine et dans les annales de la République. Telle est l'opinion de Dufour, telle était aussi celle de Rosembaum, telle sera la nôtre. Nous renvoyons à ces deux auteurs pour de plus amples détails sur ce sujet.

Pour toute la période du moyen âge, nous croyons que les mêmes réflexions sont applicables ; la médecine sérieuse n'existe guère, il n'y a encore que des empiriques, rebouteurs et charlatans, et les malades se gardent bien de confier leur mal à tout venant. Nous avons vu d'ailleurs, d'après Daremberg, Littré et les auteurs du temps, que la syphilis était connue et soignée par les vrais médecins durant la période dont nous parlons. Pour nous donc la question est parfaitement jugée, nous espérons qu'il en sera de même pour le lecteur.

Ancienne ou récente, la syphilis n'en a pas moins élu domicile dans nos pays où, paraît-il, elle a, surtout au XVe et au XVIe siècles, trouvé de riches protecteurs malgré eux. Comme le dit Linguet (1), la cacomonade (syphilis) pénètre en France par une belle porte et se répand sur la nation avec prodigalité. François Ier, au dire des chroniqueurs du temps et de Mezeray lui-même, gagne la vérole avec la belle Ferronnière. « Il ne lui en coûta, dit ce mauvais plaisant de Linguet (dont le nom semble un jeu de mots bien appliqué), que cinquante écus, la luette et les cheveux ; mais il en fut quitte pour parler bas et pour se bien couvrir la tête. » L'exemple ne fut pas perdu dans la suite, puisque Charles IX, Henri III, le duc de

---

(1) La Cacomonade (syphilis). *Histoire politique et morale*, in-12, Cologne, 1767.

Mayenne, le prince et la princesse de Conti, etc., furent victimes du honteux fléau. A ce sujet, dans une de ses lettres (132e), Gui-Patin rapporte un mot bien dur de Lecoq, qui voulait, quand même, que le grand roi fût guéri par les frictions mercurielles : « Puisque, disait-il à Fernel, il s'est infecté de cette ordure comme le dernier goujat de son royaume, il faut qu'il soit frotté de même. » Et de fait, l'auguste majesté fut frottée d'importance. Lui resta-t-il une exostose à la tête, comme cela a été dit? Tous ses cheveux tombèrent-ils, comme le prétend Linguet? Toujours est-il que le roi dut porter perruque pendant un certain temps, et que les courtisans, chauves ou non, s'empressèrent d'en mettre à leur tour. « On ne vit bientôt, ajoute notre piquant satirique, depuis le Rhône jusqu'à la Meuse, que chevelures fausses, et l'on n'entendit plus que des voix étouffées. Il nous est venu depuis des rois qui n'avaient pas perdu la luette et les voix se sont rétablies, mais les perruques sont restées. » Et voilà pourquoi, cher lecteur, l'origine de ces ornements se rattache à l'origine de la syphilis.

Linguet a-t-il simplement voulu plaisanter? Le fait semblerait probable si l'on s'en rapportait à Nicolaï (1), qui démontre que les perruques, connues d'ailleurs de toute antiquité, étaient à la mode du temps de Guillaume Coquillart de Reims. Voici des vers de ce dernier auteur (en date de 1484) qui semblent le prouver :

« Les aultres par folz appetitz
De la queue d'ung cheval painte,
Quand leurs cheveulx sont trop petitz,
Ils ont une perruque fainte. »

Nicolaï prétend, en outre, que c'est après une blessure à la

(1) Nicolaï, *Recherches historiques sur l'usage des perruques*, in-8°, Paris, 1809.

tête (1521) que François Ier fut obligé de se faire couper les cheveux, qu'il *continua depuis* à porter très-courts, la barbe taillée en pointe à la mode italienne. Tout cela n'empêcherait pas que le roi trop galant n'eût été contraint plus tard (1528) de porter un de ces postiches qu'on fabriquait à Nuremberg, dès le commencement du XVIe siècle. Le duc Jean de Saxe écrivait, en 1518, à son receveur d'impôts à Cobourg de lui envoyer aussi secrètement que possible une belle perruque de Nuremberg. Ulric de Hutten, mort en 1523 à la suite d'une syphilis qui durait depuis huit années, en portait aussi, ses portraits le prouvent sûrement. En tout cas, la mode des postiches put être de courte durée et ne pas se généraliser, mais toujours est-il que dame Vénus força bon nombre de ses victimes, peut-être aussi François Ier, de se couvrir le chef d'ornements empruntés. Vers la fin du XVIe siècle, Henri III perdit aussi les cheveux et la barbe toujours par suite du mal honteux, et fut obligé de porter une barrette avec perruque, que les courtisans se hâtèrent d'adopter.

Plus tard, Louis XIV, d'abord ennemi des faux cheveux, fut contraint de cacher sous un postiche certaine loupe qu'il avait sur la tête. Ici la vérole n'était pour rien, il faut rendre cette justice au grand roi, qui s'était contenté d'une blennorrhagie dans sa jeunesse (1). La cour, et bientôt toute l'Europe, s'empressèrent d'imiter cette mode ridicule qui dura longtemps. Le monarque, voulant donner des gages de sa reconnaissance à l'industrie capillaire, créa, en 1656, quarante charges de perruquiers, pour la cour seulement. On le voit, c'était là le beau temps, et le métier valait, Dieu merci, quelque chose, car si les postiches des grands seigneurs pesaient plusieurs livres, en revanche ils coûtaient jusqu'à

(1) Voy. Leroy, *Journal de la santé de Louis XIV*, 1862, in-8°.

mille écus. Quel contraste pourtant ! Dans les Pays-Bas, quelques années auparavant, on avait vu de graves théologiens fulminer contre les ornements chevelus, quelques-uns même déclarant que c'était un péché mortel de porter de longs cheveux. Tout prédicateur ou étudiant porteur de cheveux longs et frisés devait être banni de l'Eglise, et cela d'après des synodes régulièrement tenus (tels que celui d'Utrecht, en 1641). Et voilà ce qu'on faisait dans le grand siècle ! Triste époque, d'ailleurs, que celle où l'on voit des courtisans qui se vantent de leur fistule imaginaire ou réelle pour faire plaisir à un roi presque toujours malade, dont la vie se partage entre la splendeur des cours et le silence du cabinet... !

L'auteur de la Cacomonade n'avait donc pas tout le tort d'accuser la syphilis de l'origine des perruques et de bien d'autres choses encore. Mais il se trompe évidemment lorsque, rapportant (d'après Astruc) les statuts de la reine Jeanne Ire, sur la prostitution avignonaise, il déclare que rien dans ces règlements n'a trait à la vérole.

C'est encore là un des curieux sujets qu'on retrouve invariablement dans l'histoire de la syphilis. Pour les uns (Astruc, Lamettrie (1), Ozanam), partisans de l'origine américaine, ces statuts ne veulent désigner que les écoulements blennorrhagiques. Pour d'autres, partisans de la doctrine de l'antiquité, médecins ou littérateurs (Cazenave, Monteil (2), Dufour, Follin, etc.), ils constituent une preuve à l'appui. Pour d'autres enfin, Yvaren (3), Jules Courtet (4), Rabuteaux (5),

---

(1) Lamettrie, *Œuvres de Médecine*, Berlin, in-4°, p. 160 et suiv.

(2) Monteil, *Histoire des Français des divers Etats*, 6 vol. in-12, Paris, 1853.

(3) Yvaren, *Journ. des connaissances médico-chirurg.*, 3e année, octobre, p. 173.

(4) Courtet, *Revue archéolog.*, 2e année, 1re partie, 1845, p. 158 et suiv.

(5) Rabuteaux, *De la prostitution en Europe*, in-folio (1851), folio 17 verso.

ils sont tout simplement apocryphes ; Astruc a été la dupe d'une mystification qui n'aurait pas d'excuse. Nous allons voir ce qu'on doit penser d'une semblable opinion. Voici d'abord, selon J. Courtet, comment les choses auraient eu lieu. Dans cette exposition, l'auteur s'appuie sur une note écrite à la main sur un exemplaire de la Cacomonade, qui appartient à M. Teste, ancien secrétaire de la mairie d'Avignon. Cette note est ainsi conçue : « M. Astruc, médecin, écrivit à un monsieur d'Avignon pour le prier de lui envoyer (s'il pouvait se les procurer) les statuts faits par la reine Jeanne pour l'établissement d'un b....l à Avignon. Ce Monsieur, étant chez M. de Garcin, où plusieurs de ses amis se rendaient pour passer la soirée, leur lut la lettre qu'il avait reçue, ce qui fit beaucoup rire ces messieurs. M. de Garcin dit : il n'y a qu'à lui en faire. On s'amusa à les composer, et M de Garcin les arrangea en vieux idiome provençal. On les envoya à M. Astruc, qui les fit imprimer et les donna comme authentiques. » Courtet ajoute que M. Teste, auteur de cette note, tenait l'histoire de son père, qui la tenait de M. de Garcin. M. Commin, d'Avignon, l'avait aussi racontée à son compatriote M. Requien, ajoutant qu'il n'avait pu coopérer lui-même à la fameuse rédaction (puisqu'il était né dix ans après la publication du livre d'Astruc), mais qu'il avait connu les auteurs de la mystification. Telle est la principale pièce de ce procès, instruit déjà par le docteur Yvaren, dont J. Courtet semble avoir reproduit l'article, sans rappeler autrement que par la citation de son nom, qu'il lui a presque tout emprunté.

Voici maintenant les autres preuves de fausseté données par le savant archéologue. Ces statuts auraient été intercalés par des faussaires maladroits dans un vieux manuscrit, intitulé : *Statuta et privilegia reipublicæ Avenionensis.* Ce beau manuscrit du XIIIe et XIVe siècles, après être sorti de la bibliothèque du marquis de Cambis-Velleron, était devenu la propriété du musée Calvet. M. Courtet trouve ce document apocryphe, parce que l'écriture et l'encre sont différentes; qu'il renferme beaucoup de ratures et pas d'abréviations, qu'il est écrit en idiome patois mêlé d'espagnol et non en latin comme toutes les autres pièces de l'époque et comme celles du recueil de M. de Cambis; qu'il est transcrit sur une feuille de parchemin dont le second verso portait déjà la copie d'une bulle du pape Grégoire, d'une écriture du XVIe siècle; qu'il porte en tête une grossière miniature imitant un sujet composé seulement en 1622; et enfin, parce que ces statuts ne sont pas reproduits dans le recueil des priviléges d'Avignon, qui se trouve à la bibliothèque de la ville. D'ailleurs, ajoute M. Courtet, Astruc avoue s'être informé sans résultat de l'existence du notaire Tamarin, dans les actes duquel on lui avait dit que ces statuts avaient été trouvés.

Voilà bien, si je ne me trompe, un réquisitoire serré; nous allons voir s'il est juste. Et d'abord, pourquoi le savant Astruc aurait-il songé à demander une copie de ces règlements s'il n'en avait entendu parler, et si la tradition ne s'en était pas conservée parmi les Avignonais? Pourquoi, si le moindre soupçon sur leur authenticité avait pu lui venir, ce savant médecin aurait-il tenu compte d'un document qu'il déclare, d'ailleurs, ne rien prouver pour l'antiquité de la syphilis? Pourquoi enfin la supercherie fût-elle restée inédite, à tel point que les éditions subséquentes du livre d'Astruc reproduisent les mêmes statuts, que Lamettrie les insère dans son Traité de Médecine, qu'on les retrouve dans le Dictionnaire de police de l'Encyclopédie méthodique, dans l'Histoire de la législation sur les femmes publiques, par Sabathier (1), et

(1) Sabathier, *Histoire de la Législation*, Paris, in-8°, 1828, p. 100.

dans un petit livret bien curieux (1), de Gabriel Peignot, l'un des plus fins bibliographes connus, qui ne s'y serait point trompé, non plus que Monteil, qui se connaissait en manuscrits autant qu'aucun archéologue. On ne trompe pas de cette façon un savant comme Astruc, sans que la mystification devienne bientôt un secret de comédie; certes, comme le dit M. Dufour, l'Europe eût retenti d'un immense éclat de rire. J'ajouterai que l'histoire de cette plaisanterie n'eût pas échappé à tous les biographes d'Astruc (Eloy, Bayle, Hazon, Hoeffer...); aucun n'a connu cette supercherie; seul, Jourdan (Biographie médicale de Panckoucke) a voulu relever quelques inexactitudes du laborieux syphilographe, mais il ne dit rien de cette prétendue mystification. Et Lamettrie, ce virulent satirique, eût-il oublié ce trait, lui qui nomme Astruc « sçavantas, argenterius, gaulier de la littérature, bavard, etc... » (2).

Evidemment M. Courtet veut trop prouver. Et tout cela parce qu'il a plu à un amateur d'inscrire sur la marge d'un livre une histoire qu'il tient de son père, qui la tenait d'un tel, etc.; quel bibliophile n'a vu sur les plus beaux livres des inscriptions absurdes ou mensongères; ne fait-il pas toujours une sévère critique de ces notes plus ou moins fantaisistes? Je possède un livre rare où se trouve la signature de R. Desquartes (par un *q*), et cela a inspiré à quelque ancien possesseur du volume une généalogie (inscrite sur la couverture) dont je serais heureux pour mon compte, mais dont je douterai fort jusqu'à plus ample informé. Cela prouve au

---

(1) *D'une pugnition divinement envoyée aux hommes et aux femmes pour leurs paillardises et incontinences désordonnées*, in-8°, 1836.

(2) Lamettrie, *Pénélope et Machiavel en médecine*, Berlin, 1748, in-12.

moins qu'il faut des preuves plus sérieuses que les précédentes. De celles que M. Courtet a accumulées, nous allons, avec l'aide de M. Dufour, faire la réfutation : « Cette circonstance (que les statuts sont transcrits sur une feuille dont le second verso portait déjà la copie d'une bulle du pape Grégoire, écriture du XVIe siècle), cette circonstance seule prouverait qu'on n'a voulu tromper personne ; elle prouverait que l'ancien possesseur du manuscrit, au XVIe siècle sans doute, s'est ingéré de le compléter lui-même en y ajoutant une copie faite sur une autre plus ou moins fautive qu'il était parvenu à se procurer. » (Dufour, *loc. cit.*) En effet, puisque dans ce manuscrit du XIIIe et XIVe siècles on trouve une bulle du XVIe, on peut *à fortiori* déclarer cette dernière apocryphe, puisque, ajoutée après coup, elle est d'une écriture du XVIe siècle. Pour tromper Astruc, qu'avait-on besoin de transcrire sur un précieux manuscrit une pièce dont l'authenticité pouvait si facilement être contestée? On ne s'amuse pas ainsi à dégrader un riche parchemin dont la valeur n'échappe jamais au possesseur le plus ignare. En outre, le marquis de Cambis, qui était d'Avignon et qui devait connaître l'histoire de cette mystification, eût-il conservé le feuillet qui déshonorait son manuscrit? Eût-il mentionné dans son catalogue « les singuliers statuts qui sont en langue provençale, telle qu'on la parlait alors? » Que l'original ait existé dans le palais des Papes, et qu'un copiste l'ait traduit du latin, que cet original se soit perdu plus tard, voilà ce qui est possible et même probable. Toujours est-il que l'existence du document n'est point douteuse, et qu'elle se prouve très-bien par les mœurs du pays d'Avignon. Que la reine Jeanne, âgée de 23 ans, ne fût qu'une femme de plaisir et d'intrigues, rien n'empêcherait qu'elle eût signé un règlement proposé par les magistrats de la ville pour éviter les graves inconvénients résultant d'une prostitution scandaleuse. N'est-elle pas venue jusqu'à nous la chanson qui dit :

« Sur le pont d'Avignon
Tout le monde y passe. »

Chanson qui pourrait bien consacrer encore aujourd'hui la honteuse réputation de la rue du Pont-Troué (Pont-Troucat)? Certes, il était grand besoin d'appeler la sévérité sur les femmes publiques, puisque, dès 1326, l'énorme dérèglement des mœurs faisait dire à Pétrarque : « Dans Rome la grande il n'y a que deux courtiers de débauche; il y en a onze dans la petite ville d'Avignon. » Ce mal datait de loin puisque, en 1311, au Concile général, l'évêque Guill. Duranti « demandait qu'on reléguât les courtisanes dans les endroits écartés, et qu'on ne les vît plus aux portes des églises, des hôtels des prélats, et même du palais des Papes. » Malgré toutes ces protestations, il faut encore qu'un synode, tenu dans Avignon (le 17 octobre 1441), défende aux ecclésiastiques et aux hommes mariés de fréquenter les étuves du Pont-Troucat « qui sont de véritables lieux de prostitution. »

Franchement, lorsqu'une reine voulait se concilier la faveur du pape, au moment de lui vendre Avignon moyennant de bons écus et l'assurance de l'impunité pour l'assassinat de son premier mari, il fallait bien faire quelque chose pour la morale et pour la sécurité des prélats. On comprend très-bien, dans ce cas, que Jeanne n'ait pas hésité à signer des statuts comme il y en avait alors dans toutes les grandes villes : Toulouse, par exemple, dont le grand Bordeau dit la Grande-Abbaye, possédait des règlements particuliers émanés des capitouls, et qui plus tard (vers 1389) obtint en faveur de la liberté des costumes (moins la jarretière au bras) une ordonnance du roi Charles VI. — Strasbourg avait aussi, dans le xve siècle « des règlements en treize articles conformes, en grande partie, à ceux que la reine Jeanne avait donnés à Avignon. » Fodéré, qui les avait lus, les trouvait pleins de sagesse ; et, chose plus intéressante pour nous, il ajoutait (*loc. cit.*, p. 460), qu'aujourd'hui même, il serait bon d'avoir pour les prostituées des ordonnances « dont les statuts d'Avignon pourraient fournir un bon modèle. »

Ce curieux document, si discuté, est réellement un modèle de prévoyance, et prouve la bonne administration des magistrats avignonais. Il n'omet aucun détail de police intérieure ou extérieure concernant les femmes publiques ; il établit la responsabilité de la Baillive (Baylouno), l'exclusion des juifs (comme dans tout le moyen âge)....., et surtout il prescrit des visites médicales, à époques régulières, pour séparer les malades, et empêcher ainsi le mal de se propager par la contagion. J'aurais voulu reproduire en entier cette pièce, écrite dans un idiome qui ressemble beaucoup à celui du Languedoc; mais, avec la traduction obligée, elle n'a pas moins de quatre bonnes pages. Je me résigne donc à ne publier que la date et l'article qui se rapporte plus directement à notre sujet (l'antiquité de la syphilis et son existence au moyen âge). On trouve d'ailleurs la reproduction de ces statuts dans plusieurs ouvrages cités durant le cours de notre article ;

Extrait des statuts de Jeanne Ire*, reine de Naples et comtesse de Provence, en date du mois d'août de l'année mil trois cent quarante-sept* (1347).

« Art. 4. La reino vol que toudes lous samdés, la Baylouno et un *barbier* deputat das consouls visitoun todos las fillios debauchados, que seran au Bourdeou ; et si sen trobo qualcuno qu'abia *mal vengut de paillardiso*, que talos fillios sian separados et lougeados à part, afin que non las counougoun, *per evita lou mal que la jouniesso pourrié prenre.* »

« Art. 4. La reine veut que tous les samedis, la Baillive et un *barbier*, délégué par les consuls, visitent toutes les filles qui seront au B....l; et s'il s'en trouve quelqu'une qui ait *mal venu de paillardise*, que cette fille soit séparée des autres, et logée à part, afin qu'on ne l'approche pas, *pour éviter le mal que la jeunesse pourrait prendre.* »

Que dire d'un pareil document, sinon que son authenticité semble ressortir à chaque ligne de la simplicité du langage (nullement espagnol, quoiqu'en dise Courtet, et (ce que le lecteur apprécierait bien mieux par une lecture complète) de l'analogie des mesures ordonnées avec celles qu'on retrouve dans d'autres statuts. Il n'y a de particulier dans ceux de Jeanne que l'article sur le mal de paillardise (mal honteux, *morbus indecens* des Romains). On ne pouvait s'attendre à y trouver les mots de syphilis, vérole, mal français, etc., puisque ces mots ne viendront que plus tard, lorsque les populations épouvantées croiront à une nouvelle maladie terrible par ses ravages. Les mêmes réflexions sont applicables à l'*arsure* dont parle certaine ordonnance de Londres que je vais citer d'après Guillaume Becket (1). En 1430, l'*arsure* avait tellement infecté les maisons publiques de Londres, qu'il fallut publier des règlements de police pour empêcher les proxenètes de recevoir, sous peine d'amende, aucune femme malade de l'*arsure*. Il était ordonné aussi de séparer soigneusement toutes celles qui seraient attaquées de cette *nefanda infirmitas*.

Ce document nous paraît presque aussi important que celui d'Avignon, si l'on veut bien, comme je le répéterai encore, ne

---

(1) *Transact. philosophiq.*, tome XXX. (Guill. Becket.)

pas exiger des noms et des indications impossibles pour une maladie qui ne sera véritablement connue que vers le milieu du XVIe siècle. Car on peut avancer sans crainte que, surtout aux premiers temps de l'épidémie nouvelle (dite syphilitique), on n'avait aucun moyen de distinguer la syphilis des autres maladies que l'on confondait avec elle.

Ici, je dois dire un mot de cette prétendue épidémie. Est-ce bien la syphilis qui a pris ainsi, presque simultanément et dans une grande partie de l'Europe, le caractère épidémique? Nous avons de la peine à le croire, surtout après la lecture des travaux de ce temps-là. A plusieurs époques du moyen âge, on avait déjà observé de terribles affections populaires, telles que le feu sacré, *lues inguinaria*, mal des ardents, feu saint Antoine, etc.; mais ce n'était point de la syphilis, de bien s'en faut, c'était plutôt du typhus et de la dyssenterie. Cela est si vrai, d'ailleurs, que Rabelais, qui connaissait parfaitement la syphilis, et dédiait ses livres « aux vérolés très-précieux, » nous a donné la preuve de la distinction établie par le peuple et par lui-même entre ces deux affections, dont les termes ne sont jamais synonymes. Il met souvent dans la bouche de ces personnages ce juron, répété par tout le monde encore au XVIe siècle : « que le feu saint Antoine vous arde le boyau c.... r. (rectal.). »

Mais cette épidémie de 1494 ou 1495 qu'on nomme syphilis, qu'est-ce donc? Pour Musa Brassavola et pour Paracelse (1), c'est un mélange de syphilis et de lèpre. « La vérole, dit ce dernier, provenue de la lèpre et du bubon vénérien, à peu près comme la race des mulets est sortie de l'accouplement d'un cheval et d'une ânesse, se répandit par contagion

(1) Paracelse, *Grande Chirurgie*, liv. I, chap. 7.

dans tout l'univers. » Pour Cazenave (1) et Follin, la maladie épidémique n'est autre que le typhus ; pour Ricord, c'est de la morve plus ou moins compliquée. D'autres enfin y voient plusieurs maladies ensemble, mélangeant leurs symptômes et s'aggravant réciproquement, (typhus, morve, scorbut, syphilis, etc.). Nous croyons devoir partager cette opinion, qui nous semble rationnelle. Quelle gravité qu'on suppose à la syphilis, la contagion de cette seule maladie ne pouvait donner lieu à des désastres aussi étendus et aussi simultanés dans des pays trop éloignés les uns des autres.

Pourquoi donc alors une terrible sévérité va-t-elle bientôt proscrire les syphilitiques ? Pourquoi va-t-on les traiter d'une façon pire que les anciens lépreux, quand le plus souvent ce ne sont que des lépreux, des dyssentériques, des vérolés, des scorbutiques, des pellagreux peut-être, etc... ? Avait-on alors les éléments d'un diagnostic entre la syphilis vraie et toutes les affections épidémiques contagieuses qui déciment les populations du XVIe siècle ? La syphilis est-elle donc toujours extérieure, cutanée, visible à distance ? Vraiment, la chose est à peine croyable ; et quand je vois des ordonnances pareilles à celles que je vais rapporter, je me demande comment les magistrats préposés (car il n'est nullement question de médecins), comment, dis-je, les préposés osaient prendre sur eux de faire le triage des syphilitiques d'avec ceux qui n'avaient que des maladies simplement analogues : à moins qu'on ne laissât aux malades eux-mêmes le soin de faire ce diagnostic ? Voici deux ordonnances appliquées aux syphilitiques : En 1497 on les chasse de Paris sous peine de la hart (pendaison), et on leur ordonne « de se retirer ès-portes Saint-Denis et Saint-Jacques, où ils trouveront gens deputez,

---

(1) Casenave, *Traité des syphilides*, 1843, in-8°.

lesquelz leur délivreront à chacun quatre sols parisis » Ce premier arrêt n'empêcha point (cela se conçoit de reste) les malades de rentrer en ville, et le prévôt dut faire publier à nouveau (juin 1498), « que tous les malades de grosse-vairolle vuideront incontinent hors de la ville.... et forsbourgs de Paris, sous peine d'être jettez dans la rivière, s'ils y sont surpris aujourd'hui passé. »

Pauvres malades ! il ne leur restait même plus ces lieux d'asile et de pélerinage que la bienveillance du clergé offrait dans le moyen âge aux malheureux atteints de *lues inguinaria ;* pas même la chapelle de *Sainte-Geneviève des ardents*, qui était du nombre de ces refuges vénérés si prodigues de miracles.

Serait-ce en souvenir de cette protection que le Clergé avait donnée jadis aux malades abandonnés des médecins, pour réclamer de nouveau son intervention ? Serait-ce pour éloigner des pauvres vérolés la réprobation terrible dont quelques fougueux prédicateurs les accablaient, que certains auteurs des XVe et XVIe siècles dédièrent leurs ouvrages sur la syphilis à des prélats et à des cardinaux ? Ainsi, Nicolas Massa dédie son livre à saint Charles Borromée; G. Torella, évêque lui-même, dédie au cardinal César Borgia son *Tractatus..... contra morbum Gallicum* (1497); Ulric de Hutten fait hommage de son livre sur le gaïac à l'archevêque de Mayence, en lui adressant ce souhait un peu rabelaisien : « Plaise à Dieu, monseigneur, que votre altesse n'ait jamais besoin de ces remèdes. » Ces exemples suffisent, je crois, pour prouver l'assertion que j'émettais tout à l'heure. Evidemment, il n'y a qu'à se rappeler la simplicité des mœurs du temps et l'influence du clergé pour comprendre ce fait en apparence monstrueux ; on ne peut un seul instant songer à une épigramme : qui sait pourtant ? A vrai dire, les auteurs de cette époque, pas plus qu'aucun de leurs contemporains, n'avaient point la vraie pudeur de langage qui devint plus tard la règle commune. Le latin, dans les mots bravant l'honnêteté, ils écrivaient sans sourciller les choses les plus scabreuses. Ils les disaient encore plus facilement, en chaire même dans les églises, ainsi qu'on peut le voir dans un curieux recueil, le *Prédicatoriana* de Gabriel Peignot. Plus tard, quand la langue française sera devenue bienséante et polie, les traducteurs n'auront plus que la ressource des périphrases sans couleur, et ceux qui liront Rabelais seront forcés d'avoir un Glossaire.

Toulouse, impr. Ch. Douladoure; Rouget frères et Delahaut, succrs, rue St-Rome, 39.

www.ingramcontent.com/pod-product-compliance
Lightning Source LLC
LaVergne TN
LVHW050508160826
845677LV00003B/1010

* 9 7 8 2 3 2 9 6 1 5 5 9 2 *